Anja Senser

Schmerzfrei und beweglich mit dem Igelball

Das erfolgreiche Übungsprogramm für zu Hause

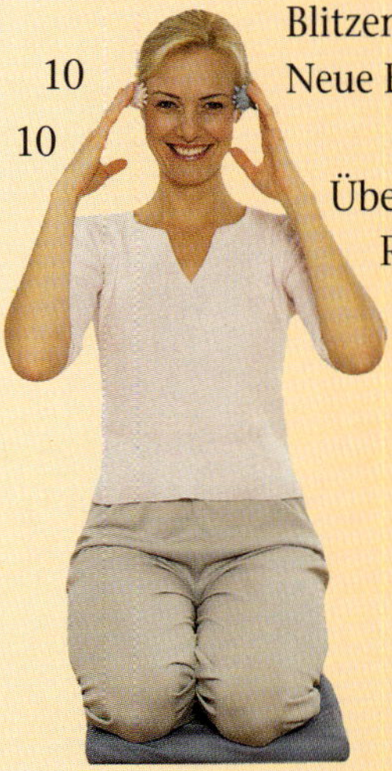

südwest

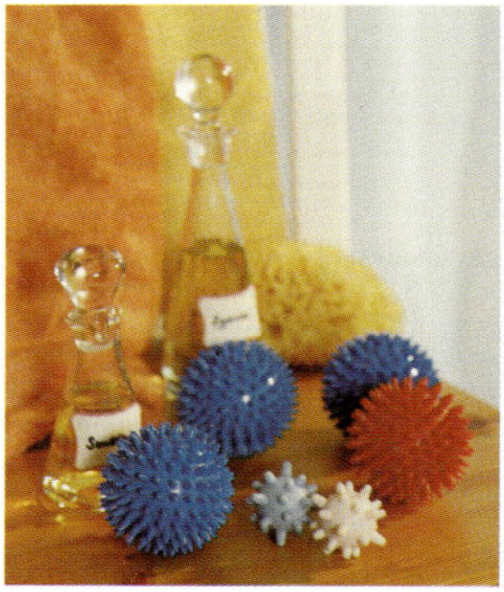

Die bunten Noppenbälle bringen spielerisch mehr Vitalität in den Alltag.

Vorbeugung, die »Prophylaxe«, gehört zur Medizin der Zukunft. Wer jeden Tag der Gesundheit etwas Zeit auf angenehme Weise widmet, tut viel dafür, dass sich schwere Erkrankungen gar nicht erst entwickeln.

Rund um den Igelball

Der Igelball begegnet Ihnen in verschiedenen Formen, Farben, Härtegraden und Größen. Ein Spielzeug? Nein, viel mehr ein wunderbares, effektives Trainingsgerät für den gesamten Körper! Die Übungen können Ihnen durchaus großen Spaß machen und die spielerische Seite in Ihnen ansprechen.
Der Igelball nimmt im Unterschied zu den meisten Trainingsgeräten kaum Platz in Anspruch und passt in jede Tasche. Dadurch eignet er sich für zu Hause, für das Büro und hervorragend für die Reise.

Fitmacher für jede Gelegenheit

Seine Einsatzmöglichkeiten sind vielfältig. Schmerzen durch chronische Muskelverspannungen können durch Übungen mit dem kleinen Stachelball wirkungsvoll bekämpft werden, er eignet sich aber auch als schneller Fitmacher nach einem anstrengenden Tag. Unter der Dusche stimuliert er die Durchblutung, und in Verbindung mit wertvollen Pflanzenölen und wohlriechenden ätherischen Ölen pflegt er die Haut und umschmeichelt die Sinne. Sie bekommen den Igelball in verschiedenen Größen und Härten in Sportgeschäften, Sanitätsfachgeschäften, Apotheken, Drogerien und gut sortierten Reformhäusern.

Kleiner Igelball – große Wirkung

Sie finden in diesem Ratgeber physiologisch zusammengestellte Übungen mit dem Igelball. Viele von ihnen orientieren sich an den Erkenntnissen der chinesischen Medizin, die auch im Westen immer mehr Anerkennung gefunden haben.
Diese Übungen wirken auf verschiedene Strukturen Ihres Körpers, auf Muskeln, Meridiane, Fuß- und Handreflexzonen. Auf diese Weise wird Ihnen ein ganzheitlicher Übungsansatz präsentiert mit dem Ziel, Gesundheitsproblemen vorzubeugen.

Zehn Minuten täglich

Üben Sie regelmäßig. Dies muss nicht mit großem Zeitaufwand verbunden sein. Mit zehn Minuten täglich erreichen Sie bereits viel. Im letzten Kapitel (ab Seite 24) dieses praxisorientierten Ratgebers finden Sie drei Kompakt-Workouts mit dem Igelball.

- »Travel-Fit« hilft Ihnen, sich auch auf langen Reisen entspannt und wohl zu fühlen.
- »Stressbuster« unterstützt Sie, in Arbeitspausen und nach der Arbeit schnell zu relaxen.
- »Quick-Fit« regt Ihren gesamten Körper intensiv an, so dass Sie voller Schwung und frischer Dynamik neuen Herausforderungen entgegengehen können.

Die regelmäßigen Übungen mit dem Igelball beugen vielen Problemen vor, können im Krankheitsfall aber natürlich nicht die ärztliche Behandlung ersetzen. Wenn Sie akute Beschwerden haben, suchen Sie einen Arzt auf. Dieser wird Ihnen gezielte Physiotherapie durch einen Therapeuten verordnen. Eine individuelle Einzelbehandlung kann und soll dieser Ratgeber nicht ersetzen. Er kann Sie jedoch begleiten – besprechen Sie Ihre Übungen mit Ihrem Therapeuten.

Räkeln und strecken Sie sich nach dem Aufwachen intensiv in alle Richtungen. Folgen Sie dabei Ihrem natürlichen, instinktiven Bewegungsimpuls.

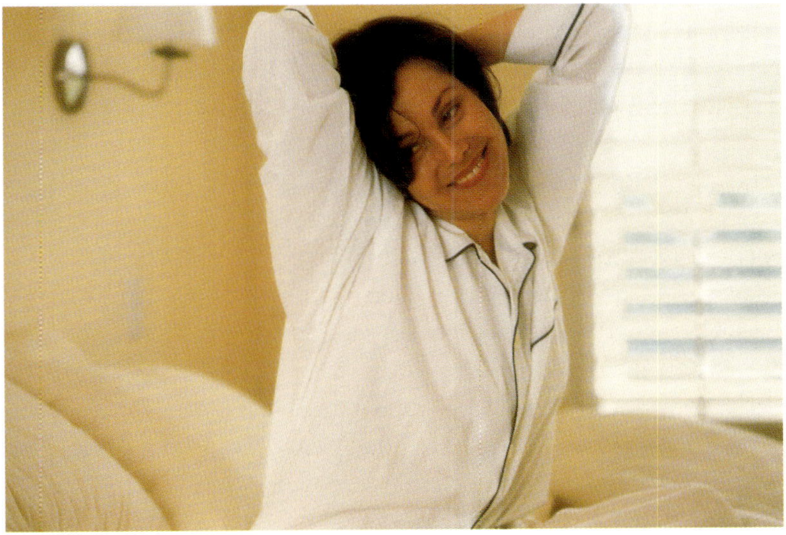

Igelbälle können einen wertvollen Beitrag dazu leisten, dass Sie sich in Ihrer Haut rundum wohl fühlen und den Alltag mit neuen Kräften bewältigen.

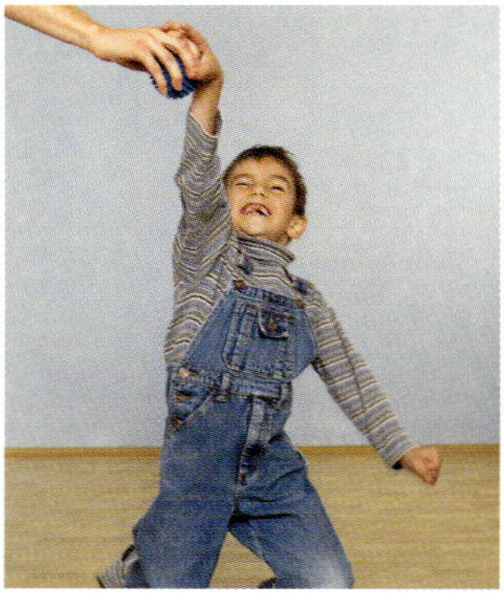

Bewegen Sie sich »kindisch« – Ihre Muskulatur wird Ihnen dankbar sein!

Schnelle Hilfe bei verspannten Muskeln

Warum leiden kleine Kinder und Menschen aus Naturstämmen nicht an Muskelverspannungen? Kennen Sie ein Haustier mit schmerzhaft verspannter Muskulatur?
Kleine Kinder, naturnah lebende Nomadenstämme, Haustiere bewegen sich instinktiv natürlich. Sie folgen ihrem Bewegungsdrang, ihre Muskulatur wird den ganzen Tag über durch abwechslungsreiche Anforderungen auf gesunde Art locker und beweglich gehalten. Kinder bewegen sich, wenn sie sich bewegen wollen, ruhen, wenn sie müde sind, kuscheln sich an, wenn sie sich Wärme und Nähe wünschen.

Spontane Bewegung findet kaum statt

Als »zivilisiertem« Erwachsenen sind Ihnen diese Grundimpulse längst aberzogen worden. Sie sitzen stundenlang am Schreibtisch, im Auto, im Flugzeug. Der Terminkalender bestimmt Ihr Leben. Wann haben Sie sich das letzte Mal entspannt spontan bewegt, weil Sie springen oder laufen wollten? Wann haben Sie sich das letzte Mal spontan angekuschelt, weil Sie sich nach Wärme und Nähe sehnten? Dieses Diktat beruflicher und gesellschaftlicher Verpflichtungen, die uns meist zu starren Körperhaltungen zwingen, bleibt nicht ohne Folgen.

Beobachten Sie Kinder in ihrem für Erwachsene vorbildlichen Bewegungsverhalten. Übrigens: Die bunten, elastischen Igelbälle machen auch Kindern Spaß. Üben Sie daher gemeinsam!

Was die Muskeln übel nehmen

Durch unsere unnatürliche Lebensweise setzt in der Muskulatur eine Kette von Veränderungen ein:

- Einige Muskeln verkürzen sich (Kontraktur), andere dagegen werden schwach (Atrophie).
- Durch verkürzte Muskeln wird die betreffende Region nur noch mangelhaft durchblutet.

- Es entstehen Schmerzen in diesem Bereich des Muskels, die aber auch weit ausstrahlen können.
- Es werden Meridiane blockiert (nach der chinesischen Medizin sind dies die Energieleitbahnen des Körpers, siehe Seite 10).
- Durch verkürzte Muskeln verringert sich der Bewegungsumfang des zugeordneten Gelenks.
- Wenn der Bewegungsumfang eines Gelenks abnimmt, schrumpft automatisch nach und nach die Gelenkkapsel.
- Ein eingeschränkter Bewegungsumfang im Gelenk durch eine geschrumpfte Gelenkkapsel hat Gelenkschäden (beispielsweise Knorpelschäden oder Arthrose) durch passive punktuelle Druckspitzen bei einer Belastung zur Folge.

Wenn Sie sich bereits tief in diesem physiologischen Teufelskreis befinden, werden Sie medizinische und therapeutische Hilfe brauchen. Um diesem Prozess vorzubeugen, können Sie mit Hilfe des Igelballs gezielt verspannte Muskelregionen entspannen und die Durchblutung dort verbessern.

Achten Sie stets auf bewusstes Atmen während der Übungen. Atmen Sie immer zum Ort des größten Drucks, des größten Dehnreizes hin.

Muskelentspannung mit dem Igelball

Bei den folgenden Übungen ist es sehr wichtig, dass Sie den Igelball so exakt wie möglich platzieren. Als Orientierungshilfe finden Sie auf der Abbildung auf der folgenden Seite den »Muskelmenschen«. Die Übungsnummern stimmen mit den Zahlen in dieser Abbildung überein. Durch den Druck des Igelballs auf die verspannten Muskelregionen werden die kleinen Muskelfasern innerhalb des großen Muskels gedehnt. Durch diese Dehnung entspannt sich reaktiv der gesamte Muskel. Die Durchblutung wird gesteigert.

Sie sollten in die Druckspannung des Muskels bewusst hineinatmen, auch wenn Ihnen dies am Anfang eventuell schwer fällt. Schon nach einigen Sekunden wird der Druck leichter, wenn sich die Muskelfasern bereits gedehnt haben. Versuchen Sie, die Dehnposition mit dem Igelball möglichst mindestens 30 Sekunden lang zu halten. Steigern Sie die Übung dann schrittweise auf bis zu drei Minuten pro Position.

Die eingetragenen Zahlen markieren die jeweiligen Positionen des Igelballs in den folgenden Übungen zur Muskelentspannung, die mit den gleichen Zahlen gekennzeichnet sind.

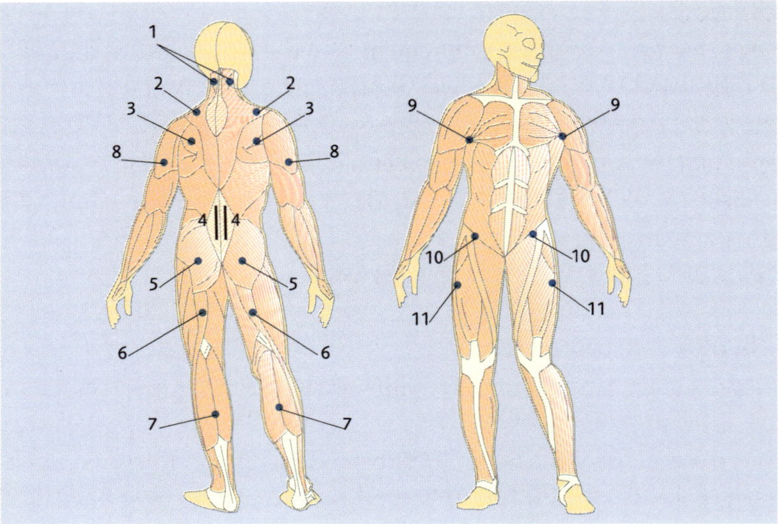

Die Muskulatur zwischen Schulterblättern und Wirbelsäule ist bei den meisten Menschen zu stark angespannt. Sie können dies für sich testen, indem Sie mit einer Hand über Ihre Schulter in diese Gegend greifen. Wenn sich die Muskulatur dort schmerzhaft anfühlt, sind auch Sie betroffen.

Nicht einfach loslegen

Der Igelball ist zwar ideal auch einfach »zwischendurch« einsetzbar; für diese Übungen sollten Sie aber doch einen ruhigen Tageszeitpunkt wählen und sich ein wenig vorbereiten. Üben Sie auf einem harten Untergrund, am besten auf Parkettboden. Um wärmer zu liegen, legen Sie eine Wolldecke auf den Boden und decken sich bei Bedarf mit einer zweiten Wolldecke zu.

Die Zimmertemperatur sollte angenehm warm sein, denn kalte Muskeln verspannen sich nur noch mehr. Wenn Sie bereits frösteln oder sich sehr steif und angespannt fühlen, ist eine warme/heiße Dusche oder ein warmes Bad die beste Vorbereitung für die Übungen: Vorgewärmte Muskeln dehnen sich leichter.

Übung 1

Legen Sie sich ohne Kissen flach auf den Rücken. Die Beine strecken, die Arme in U-Haltung über den Kopf heben. Zwei Igelbälle legen Sie rechts und links neben die Schädelbasis. Atmen Sie in den Nacken.
Wirkung: Dehnung der Nackenmuskulatur

Übung 2

Legen Sie sich – bei Bedarf mit einem Kissen unter dem Kopf – mit im Winkel von 90 Grad seitlich abgespreizten Armen flach auf den Rücken. Legen Sie Ihren Igelball zuerst unter den linken Schultermuskel und atmen dorthin. Anschließend spüren Sie deutlich den Unterschied zur rechten Schulterseite. Dann verfahren Sie genauso mit Ihrem rechten Schultermuskel.
Wirkung: Dehnung der Schultermuskulatur

Übung 3

Legen Sie sich mit einem Kissen unter dem Kopf auf den Rücken, Ihre Arme liegen locker seitlich neben dem Körper. Den Igelball platzieren Sie zwischen Schulterblatt und Wirbelsäule zuerst am linken Schulterblatt. Belassen Sie ihn für 30 Sekunden im oberen Bereich zwischen Schulterblatt und Wirbelsäule, 30 Sekunden im mittleren und 30 Sekunden im unteren Bereich. Dann entfernen Sie den Igelball und vergleichen bei flacher Rückenlage das Gefühl im Bereich des linken Schulterblatts mit dem des rechten. Dann gehen Sie mit der rechten Schulterblattregion genauso vor. Bei dieser Übung ist das »Hineinatmen« zu den meist schmerzhaften Druckpunkten besonders wichtig.
Wirkung: Dehnung des Schulterblattmuskulatur

Wenn Sie den Druck des Igelballs auf das Schulterblatt bei Übung 3 als zu unangenehm empfinden, verwenden Sie anstelle des Balls ein Paar zusammengerollte Socken.

Übung 4

Stellen Sie in Rückenlage Ihre Beine bequem angewinkelt auf. Legen Sie den Igelball unter den linken Rückenstreckmuskel in Höhe der Lendenwirbelsäule. Rollen Sie mit dem Körper sanft nach oben und nach unten über den Ball, so dass Ihr gesamter linker Rückenstrecker im unteren Bereich massiert wird. Genauso massieren Sie anschließend Ihren rechten Lendenwirbelsäulen-Rückenstrecker.
Wirkung: Dehnung der unteren Rückenstreckermuskulatur

Übung 5

Sie liegen mit gestreckten Armen und Beinen bequem auf dem Rücken mit einem kleinen Kissen unter dem Kopf. Platzieren Sie Ihren Igelball exakt unter die Mitte Ihres rechten Gesäßmuskels, entspannen Sie sich

und atmen dorthin. Dann winkeln Sie Ihr rechtes Bein an und senken das angewinkelte rechte Knie nach außen ab. Dadurch verstärken Sie die Dehnung erheblich. Das linke Bein lassen Sie weiterhin entspannt ausgestreckt liegen. Entfernen Sie den Ball, und spüren Sie den Unterschied zwischen »bearbeiteter« und »unbearbeiteter« Seite. Führen Sie diese Übung genauso mit der linken Gesäßhälfte durch.
Wirkung: Dehnung der Gesäßmuskulatur

Durch lange sitzende Tätigkeit erschlafft und verkürzt sich die Gesäßmuskulatur. Um einer Erschlaffung vorzubeugen, sollten Sie einen harten Stuhl wählen und tagsüber immer wieder einmal die Gesäßmuskulatur abwechselnd fest anspannen und lösen.

Übung 6

In Rückenlage legen Sie den Igelball erst eine Zeit lang unter die Mitte Ihres linken Oberschenkels. Danach legen Sie ihn mittig unter Ihren rechten Oberschenkel.
Tipp Sie können diese Übung auch mit 2 Igelbällen gleichzeitig rechts und links durchführen.
Wirkung: Dehnung der Beinbeugermuskulatur

Übung 7

In Rückenlage legen Sie den Igelball zuerst unter die Mitte Ihres linken, dann unter die Mitte Ihres rechten Wadenmuskels. Lassen Sie sich zwischendurch Zeit, um der Wirkung der Übung auf die Muskeln nachzuspüren und das Gefühl in beiden Waden zu vergleichen.
Wirkung: Dehnung der Wadenmuskulatur

Übung 8

Legen Sie Ihren Igelball unter die Mitte Ihres rechten, dann unter die Mitte Ihres linken Oberarms. Die Arme liegen hierbei locker neben dem Körper. Lassen Sie auch die Schultern bewusst locker, weil sich sonst die Arme automatisch mit anspannen.
Wirkung: Dehnung der Oberarmstreckermuskulatur

Übung 9

Legen Sie sich in Bauchlage, die Arme in U-Haltung. Den Igelball legen Sie unter den linken Brustmuskel in Achselnähe. Wenn Sie hierbei noch keine Dehnung spüren, unterlegen Sie den Ellbogen der zu dehnenden Seite mit einem oder zwei Kissen. Dadurch wird der Brustmus-

kel stärker vorgedehnt, der Igelballdruck wird massiver. In gleicher Weise dehnen Sie anschließend Ihren rechten Brustmuskel.
Wirkung: Dehnung des Brustmuskels

Sie finden eine Übung zur Brustmuskelkräftigung auch auf Seite 30f. (Quick-Fit-Sonnenaufgangsübung). Aber jeder Muskel braucht sowohl Dehnung als auch Kräftigung. Der Brustmuskel verkürzt sich durch Tätigkeiten am Schreibtisch und Computer unmerklich. Daher ist diese Dehnung am Abend nach der Arbeit ideal.

Übung 10

Legen Sie sich in Bauchlage flach auf den Boden, und platzieren Sie Ihren Igelball unter Ihrem linken Hüftbeuger, danach unter Ihrem rechten Hüftbeuger. Diese Übung können Sie mit 2 Igelbällen auch synchron rechts und links durchführen.
Wirkung: Dehnung der Hüftbeugermuskeln

Übung 11

Legen Sie sich in Rückenlage. Stellen Sie Ihre Beine auf, und strecken Sie Ihre Arme seitlich (90 Grad) vom Körper weg. Senken Sie beide Knie langsam nach rechts zum Boden ab, und legen Sie den Igelball unter die Mitte Ihrer rechten Oberschenkelaußenmuskulatur (Abduktoren). Atmen Sie zum Ball hin, und verfahren Sie nach der Dehnung zur linken Seite hin genauso.
Wirkung: Dehnung der Oberschenkelaußenmuskulatur sowie sanfte Dehnung der gesamten Wirbelsäule

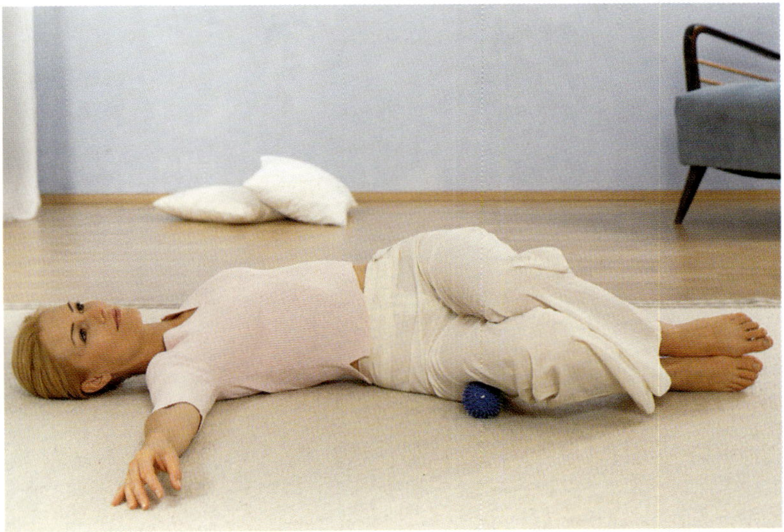

Diese Abbildung zeigt Übung 11, und zwar die Dehnung zur rechten Seite hin. Konzentrieren Sie sich dabei auf Ihre Atmung Richtung Igelball. Wenn Sie die Dehnung auch in der Wirbelsäule spüren, richten Sie Ihren Atem auch dorthin.

Massagetechniken nach chinesischem Prinzip

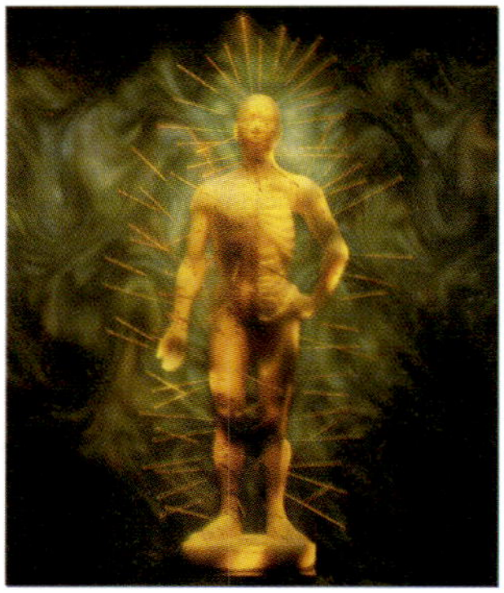

Die Stimulierung der Meridiane ist von zentraler Bedeutung in der traditionellen chinesischen Medizin.

Die asiatischen Bewegungsübungen Tai Chi und Qi Gong bringen Ihr Meridiansystem aktiv in Fluss. Besuchen Sie doch einmal einen entsprechenden Kurs in Ihrer Nähe.

Meridiane – die Energieflüsse

Das Meridiansystem wurde von der chinesischen Medizin bereits vor über 2000 Jahren entdeckt. Meridiane sind unsichtbare Leitbahnen im Körper. Sie transportieren »Chi«, die Lebensenergie, zu den Organen. Sie liegen flach unter der Haut, strömen auf- und abwärts, verteilt über den gesamten Körper.

Sämtliche Meridiane sind über ihre Anfangs- bzw. Endpunkte miteinander verbunden. Seitdem Dr. Voll die Elektroakupunktur entwickelt hat, können Meridiane und Akupunkturpunkte über eine Messung des Hautwiderstands lokalisiert werden. Krankheit entsteht aus chinesischer Sicht durch eine Störung im Fluss der Lebensenergie. Freier Chi-Fluss ist Voraussetzung für Gesundheit.

Stimulation harmonisiert das Chi

Folgende Therapieverfahren arbeiten mit dem Meridiansystem, das aus zwölf Hauptmeridianen besteht: Akupunktur, Akupressur, Elektroakupunktur nach Voll, Qi Gong, Tai Chi, Shiatsu, Meridianmassage. Für eine harmonisierende Meridianmassage eignet sich hervorragend der Igelball.

Vielleicht fragen Sie sich nun, ob Sie eine Menge Akupunkturpunkte und Bahnen lernen müssen. Nein! Sie massieren mit dem Igelball einfach am Verlauf der hier beschriebenen und schematisch dargestellten Meridiane entlang und erzielen so bereits eine Chi-ausgleichende Wirkung. Natürlich ersetzt diese Selbstmassage nicht die Akupunkturbehandlung eines chinesischen Arztes. Sie unterstützen mit dieser Methode jedoch Ihr gesamtes Organsystem.

Das Meridianmassageprogramm

So wird der Igelball eingesetzt

▶ **Technik 1:** Streichen Sie mit Ihrem Igelball – den Sie dabei fest in der Hand halten – den Meridian in angegebener Lage und Richtung aus. Streichen Sie jeden Meridian 1- bis 3-mal entlang. Die 12 den Organen zugeordneten Meridiane befinden sich jeweils an beiden Körperseiten. Behandeln Sie Ihre Meridiane immer beidseitig.

▶ **Technik 2:** Kreisen Sie mit Ihrem Igelball entlang der angegebenen Meridianverläufe.

▶ **Technik 3:** Klopfen Sie sich mit dem Igelball entlang der angegebenen Meridianverläufe ab. Diese Technik eignet sich besonders, wenn Sie munter werden und in Schwung kommen möchten.

Die ideale Zeit für die Meridianmassage ist der Morgen nach dem Aufstehen und der Dusche.

Tipp Pflanzenöle, die Sie in die wasserfeuchte Haut nach dem Duschen einmassieren, können Ihre Selbstmassage mit dem Igelball darüber hinaus wirkungsvoll unterstützen. Ausführliche Informationen über geeignete Massageöle und ihre Wirkungen finden Sie im Kasten auf Seite 15.

Wichtig ist bei der Selbstmeridianmassage die Massagerichtung. Massieren Sie ausschließlich in der im Text und der hinteren Umschlaginnenseite durch Pfeile angegebenen Meridianströmungsrichtung. Nur dadurch erzielen Sie eine harmonische Anregung Ihres gesamten Meridiansystems.

Die Herzmeridianmassage

Betrachten Sie die schematische Darstellung des Herzmeridians auf der hinteren Umschlaginnenseite. Streichen Sie mit Ihrem Igelball die Herzmeridianbahn auf der rechten Arminnenseite entlang bis zum kleinen Finger. Wichtig ist die richtige Streichrichtung, um Ihren Herzmeridian sanft anzuregen. Wiederholen Sie dies 3-mal, und massieren Sie dann genauso 3-mal Ihren Herzmeridian am linken Arm.

Hier hilft der Igelball

Wenn Sie unter folgenden Symptomen im Verlauf des Herzmeridians leiden, ist neben einer klassischen Therapie eine Selbstmassage dieses Meridians sinnvoll:

- Ziehen in der Achselhöhle und im Brustmuskel
- Ziehen an der vorderen Arminnenseite
- Empfindliche Innenseite des Ellbogens
- Schmerzen im kleinen Finger

Die Dünndarmmeridianmassage

Streichen Sie mit Ihrem Igelball – wie der schematische Meridianverlauf im Umschlag zeigt – vom linken kleinen Finger ausgehend über die Unterarm- und Oberarmseite und den seitlichen Hals bis hinauf zum Ohr. Wiederholen Sie dies 3-mal, und massieren Sie dann genauso 3-mal Ihren Dünndarmmeridian auf der rechten Seite.

Durch die Dünndarmmeridianmassage regen Sie sanft und ganz ohne Nebenwirkungen Ihre Verdauung an.

Hier hilft der Igelball

Wenn Sie folgende Symptome im Verlauf des Dünndarmmeridians haben, ist neben einer klassischen Behandlung eine Selbstmassage dieses Meridians sinnvoll:

- Schmerzen im kleinen Finger
- Ziehen an der hinteren Arminnenseite
- Ziehen im Schulterblattbereich
- Muskelspannungen im seitlichen Halsbereich
- Schmerzen im Unter-/Oberkiefer
- Ohrgeräusche

Die Blasenmeridianmassage

Rollen Sie mit Ihrem Igelball sanft – am besten mit 2 Igelbällen gleichzeitig –, beginnend an der Nasenwurzel, in Verlaufsrichtung des Meridians über den Kopf bis in den Nacken. Streichen Sie mit beiden Igelbällen rechts und links der Wirbelsäule entlang nach unten bis zum Kreuzbein. Streichen Sie intensiv quer über Ihre Gesäßmuskeln, von dort jeweils über die Mitte Ihrer Ober- und Unterschenkelrückseiten nach unten bis zur Ferse. Dann rollen Sie Ihren Igelball jeweils bis zum Ende Ihrer kleinen Zehen. Wiederholen Sie diese beidseitige Meridianmassage 3-mal.

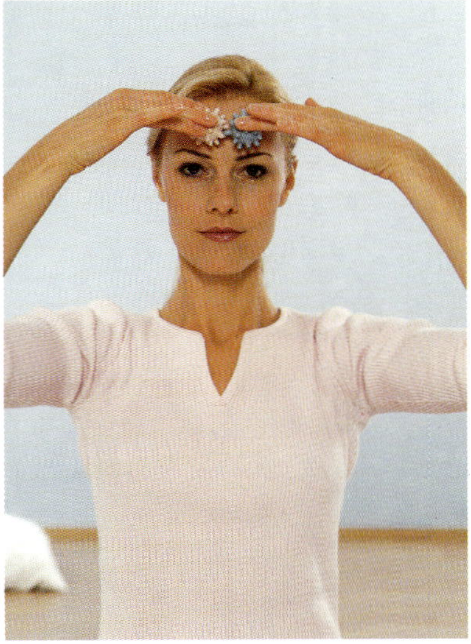
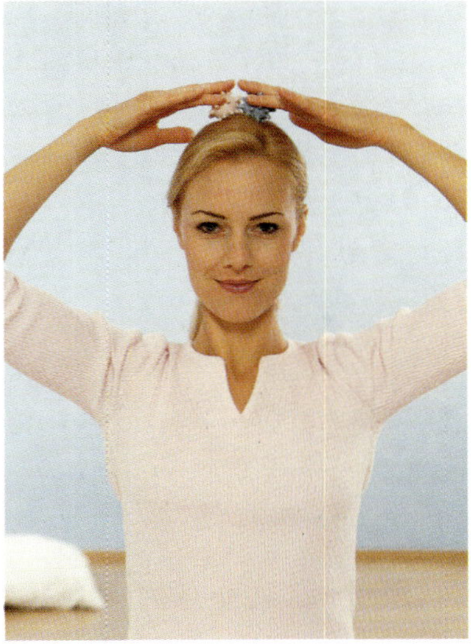

Die Massage des Blasenmeridians beginnt an der Nasenwurzel und setzt sich langsam über die Mittellinie des Kopfs und den Nacken fort. Die Massage hilft beispielsweise bei Kopfschmerzen, die sich vom Nacken zur Stirn ziehen, sowie bei Wadenkrämpfen.

Hier hilft der Igelball

Wenn Sie folgende Symptome im Verlauf des Blasenmeridians haben, ist neben einer klassischen Behandlung eine Selbstmassage dieses Meridians sinnvoll:

- ▶ Schmerzhafter Druck auf der Nasenwurzel
- ▶ Kopfschmerzen im Bereich von Nasenwurzel, Stirn und dem Schädel bis in den Nacken
- ▶ Schmerzen entlang der Wirbelsäule, von der Halswirbelsäule bis zur Lendenwirbelsäule
- ▶ Ischiasschmerzen
- ▶ Wadenkrämpfe
- ▶ Achillessehnenschmerzen
- ▶ Schmerzen am Fußaußenknöchel und Fußaußenrand

Die Nierenmeridianmassage

Die rechten und linken Nierenmeridiane können Sie mit 2 Igelbällen gleichzeitig durch Selbstmassage sanft anregen. Stellen Sie sich mit der rechten Fußsohle auf Ihren Igelball. Anschließend verfahren Sie mit

Es gibt zwölf den Organen zugeordnete Hauptleitbahnen, Hauptmeridiane. Darüber hinaus gibt es in der Mittellinie des Körpers zwei weitere Hauptmeridiane, das Lenker- und das Konzeptionsgefäß. Eine Vielzahl weiterer Leitbahnen und Schlüsselpunkte runden das Meridiansystem ab.

der linken Fußsohle genauso. Auf diese Weise werden die Anfangspunkte der Nierenmeridiane aktiviert. Streichen Sie dann mit Ihren beiden Igelbällen an den Innenseiten von Unter- und Oberschenkel nach oben entlang bis zum Schambein. Oberhalb des Schambeins ziehen Sie nun auf beiden Meridianen eng nebeneinander nach oben hinauf bis zum Schlüsselbein. Wiederholen Sie diese beidseitige Meridianmassage 3-mal.

Hier hilft der Igelball

Wenn Sie folgende Symptome im Verlauf des Nierenmeridians haben, ist neben einer klassischen Behandlung eine Selbstmassage dieses Meridians sinnvoll:

- Schmerzhafte Fußsohlen bzw. Quer-/Längsgewölbe des Fußes
- Schmerzhafte Achillessehne
- Schmerzen an der Waden- und Oberschenkelinnenseite
- Empfindlichkeit des Schambeins
- Empfindlichkeit des mittleren Bauchbereichs im Nierenmeridiangebiet bis hinauf zum Schlüsselbein

Wenn Sie eine Neigung zu niedrigem Blutdruck haben, sollten Sie Ihren Kreislauf-Sexus-Meridian regelmäßig massieren.

Die Kreislauf-Sexus-Meridianmassage

Betrachten Sie die schematische Darstellung des Kreislauf-Sexus-Meridians auf der hinteren Umschlaginnenseite. Streichen Sie mit Ihrem Igelball den Meridian auf der rechten Arminnenseite beginnend in der Achselgegend langsam hinunter bis zum Ende des Mittelfingers. Wiederholen Sie die Bewegung 3-mal. Genauso massieren Sie den Kreislauf-Sexus-Meridian auf der anderen Seite.

Hier hilft der Igelball

Wenn Sie folgende Symptome im Verlauf des Kreislauf-Sexus-Meridians haben, ist neben einer klassischen Behandlung eine Selbstmassage dieses Meridians sinnvoll:

- Schmerzen am Brustmuskel
- Schmerzen an der Handinnenfläche
- Schmerzen am Mittelfinger

Öle für die Meridianmassage

▶ **Avocadoöl**
Qualitätsbezeichnung: Avocadoöl kaltgepresst
Charakteristik: reich an Vitamin A sowie B-Vitaminen, enthält ungesättigte Fettsäuren und Lezithin
Wirkung: schützt die Haut vor Austrocknung und Sprödigkeit, geeignet für empfindliche, trockene und strapazierte Haut

▶ **Jojobaöl**
Qualitätsbezeichnung: Jojobaöl kaltgepresst
Charakteristik: pflanzliches Wachs, Vitamine eingelagert
Wirkung: sehr tiefenwirksam, leicht eindringend, reguliert den Feuchtigkeitshaushalt, stabilisiert den Fettfeuchtigkeitsmantel, ideal für empfindliche, trockene, gereizte Haut, bei Neurodermitis, gegen Schwangerschaftsstreifen und Narben

▶ **Olivenöl**
Qualitätsbezeichnung: natives Olivenöl extra
Charakteristik: hoher Gehalt an Ölsäure und Vitamin E
Wirkung: sehr hautpflegend und regenerierend, ideal für trockene, schlecht durchblutete, rissige, schuppende Haut

▶ **Sesamöl**
Qualitätsbezeichnung: Sesamöl kaltgepresst
Charakteristik: hoher Gehalt an Ölsäure und Linolsäure
Wirkung: regt den Hautstoffwechsel an, entgiftend, durchblutungsfördernd, regenerierend

▶ **Süßes Mandelöl**
Qualitätsbezeichnung: süßes Mandelöl (Prunus dulcis) kaltgepresst
Charakteristik: hoher Gehalt an Ölsäure
Wirkung: pflegend, reizlindernd, schützend, ideal für empfindliche, trockene, spröde, zur Schuppung und Juckreiz neigende Haut

▶ **Weizenkeimöl**
Qualitätsbezeichnung: Weizenkeimöl kaltgepresst
Charakteristik: hoher Gehalt an Beta-Karotin und Vitamin E, lange haltbar
Wirkung: glättend, heilungsfördernd, besonders geeignet für ältere, trockene oder schuppige Haut

Hochwertige Pflanzenöle erhalten Sie in Bioläden und Geschäften für Naturkosmetik. Kaltgepresste Öle sind zwar durch die aufwändige Gewinnung teurer als raffinierte, aber im Vergleich zu fertigen Massageölen ein preiswertes Pflegemittel.

Die Dreifacher-Erwärmer-Meridianmassage

Streichen Sie mit Ihrem Igelball beginnend am Ringfinger der linken Handrückenseite über die Unterarminnenseite, den Ellbogen, die Oberarmrückseite, die Schultern und den seitlichen Hals hinauf bis zum Ohr. Rollen Sie nun mit dem Ball hinter Ihrem Ohr den Meridian hinauf und nach vorne bis in die Schädelgegend, von dort hinunter bis zum Ohreingang. Die schematische Meridiandarstellung in der hinteren Umschlaginnenseite zeigt Ihnen den Meridianverlauf deutlich. Führen Sie diese Massage 3-mal aus, und wiederholen Sie sie dann auf der rechten Körperseite.

Migräneartiger seitlicher Kopfschmerz kann auch von der Gallenblase und einer Störung des Gallenblasenmeridians ausgelöst werden.

Hier hilft der Igelball

Wenn Sie folgende Symptome im Verlauf des Dreifachen-Erwärmer-Meridians haben, ist neben einer klassischen Behandlung die Massage des Meridians sinnvoll:

- Schmerzen am Ringfinger
- Schmerzen am Handgelenk
- Schmerzen an den Ellbogen
- Seitliche Schmerzen am Schultergelenk
- Seitliche Verspannung am Hals
- Kopfschmerzen in der Schläfengegend
- Ohrgeräusche

Die Gallenblasenmeridianmassage

Setzen Sie Ihren Igelball am äußeren linken Augenwinkel an, und rollen Sie ihn dann die im Umschlag gezeichnete Meridianlinie am Kopf entlang. Weiter streichen Sie mit dem Ball über den seitlichen Hals, die vordere Schulterlinie, den seitlichen Brustkorb, den Beckenkamm hinunter zur linken Hüfte.

Streichen Sie dann seitlich an Bein und Unterschenkel hinunter bis zum Ende der linken Ringzehe. Wiederholen Sie diese Gallenblasenmeridianmassage links 3-mal. Genauso behandeln Sie Ihren Gallenblasenmeridian auf der rechten Körperseite.

Hier hilft der Igelball

Wenn Sie folgende Symptome im Verlauf des Gallenblasenmeridians haben, ist neben einer klassischen Behandlung eine Selbstmassage dieses Meridians sinnvoll:

- Seitlicher Kopfschmerz
- Seitlicher Schmerz am Hals
- Schulter seitlich oder vorne schmerzhaft
- Seitlicher Schmerz im Zwischenrippenbereich
- Schmerz am Beckenkamm
- Seitliche Schmerzen am Bein bis hinunter zum Außenknöchel und zur Ringzehe

Die Lebermeridianmassage

Massieren Sie mit dem Igelball Ihren linken großen Zeh von oben. Stellen Sie hierzu Ihren Fuß mit der Fußsohle auf den Boden. Die Massage mit dem Igelball sollte den Bereich Ihres Nagelbetts und die Spitze Ihres linken großen Zehs erfassen.
Streichen Sie dann kräftig mit dem Ball 3-mal den Lebermeridian entlang nach oben. Dieser Meridian verläuft am inneren Unterschenkel und Oberschenkel entlang nach oben bis hin zur Leiste und weiter bis zur Brustwarze.
Führen Sie die Lebermeridianmassage in gleicher Weise auf der rechten Körperseite durch.

Hier hilft der Igelball

Wenn Sie folgende Symptome im Verlauf des Lebermeridians haben, ist neben einer klassischen Behandlung die Massage des Meridians sinnvoll:

- Schmerzen am Großzehengrundgelenk
- Schmerzen über dem Schienbein
- Schmerz an der Innenseite von Knie und Oberschenkel
- Empfindlichkeit in der Leistenbeuge
- Schmerzen im Bauch im Meridianbereich bis hinauf zu den Brustwarzen

Die Lebermeridianmassage ergänzt hervorragend Entgiftungsmaßnahmen für den Körper (z. B. Diäten, Tees, feuchtwarme Leberwickel).

Der zu massierende Lungenmeridian beginnt am äußeren Schlüsselbeinende und verläuft über die Arminnenseite bis zur Daumenkuppe. Bei Erkältungskrankheiten, Asthma, Schulter- und Rückenschmerzen ist der Energiefluss entlang dieses Meridians gestört.

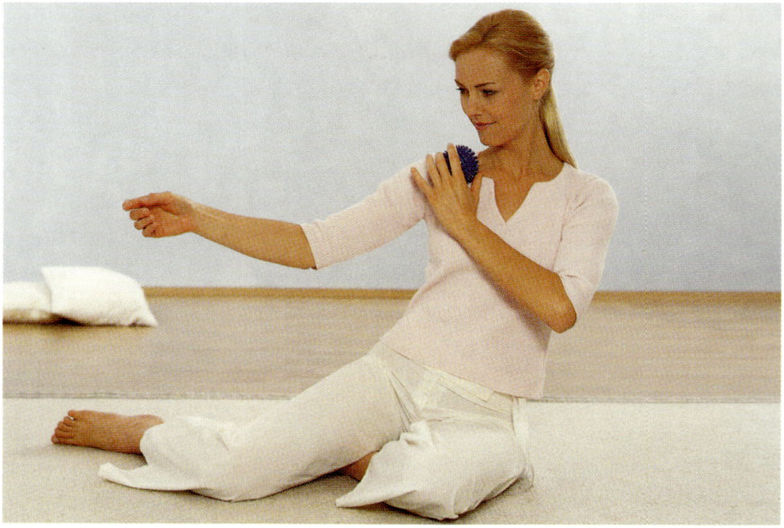

Mit der Lungenmeridianmassage unterstützen Sie besonders in Erkältungszeiten Ihre Lunge.

Die Lungenmeridianmassage

Massieren Sie vom rechten äußeren Schlüsselbeinende ausgehend 3-mal an Ihrer Oberarm- und Unterarminnenseite entlang bis zum Daumen. Wiederholen Sie dies am linken Arm.

Hier hilft der Igelball

Wenn Sie folgende Symptome im Verlauf des Lungenmeridians haben, ist neben einer klassischen Behandlung die Massage des Meridians sinnvoll:

- Schmerzen im Brustmuskelbereich
- Schmerzen im Bizepsbereich
- Schmerzen im Daumenbereich

Die Dickdarmmeridianmassage

Streichen Sie mit Ihrem Igelball auf der linken Handrückenseite am Zeigefinger beginnend nach oben in Richtung Unterarm. Massieren Sie Unterarm und Oberarm seitlich entlang nach oben bis zur Schulter.

Danach streichen Sie 3-mal über Hals, Unterkiefer und Mundwinkel bis zum seitlichen Nasenflügel hinauf. Massieren Sie anschließend die rechte Körperseite genauso.

Hier hilft der Igelball

Wenn Sie folgende Symptome im Verlauf des Dickdarmmeridians haben, ist neben einer klassischen Behandlung die Massage des Meridians sinnvoll:

- Schmerz am Zeigefinger und in der Daumengegend
- Schmerz am äußeren Ellbogen
- Schmerz am vorderen seitlichen Schultergelenk
- Verspannungen am seitlichen Hals
- Störungen der Nasenschleimhaut (z. B. chronisch verstopfte Nase, Heuschnupfen)

Tipp bei Schnupfen: Durch eine sanfte Druckpunktmassage der Dickdarmmeridianendpunkte an den seitlichen Nasenflügeln können Sie Ihre verstopfte Nase öffnen.

Die Magenmeridianmassage

Streichen Sie mit 2 Igelbällen gleichzeitig von den Schläfen ausgehend entlang der Meridianbahn über das Gesicht, dann abwärts über Hals und Brustkorb in Höhe der Brustwarze bis ganz hinunter zum Schambein. Von dort aus streichen Sie an der Vorderseite von Ober- und Unterschenkel entlang nach unten bis zum zweiten Zeh.
Ihre zweiten Zehen massieren Sie mit den Igelbällen sanft von oben. Wiederholen Sie diese Synchronmassage das rechten und linken Magenmeridians 3-mal.

Hier hilft der Igelball

Wenn Sie folgende Symptome im Verlauf des Magenmeridians haben, ist neben einer klassischen Behandlung die Massage des Meridians sinnvoll:

- Schmerzen an den Schläfen und im Gesichtsbereich
- Empfindlichkeit des Gesichts im Meridianbereich
- Schmerzen im Meridianbereich von Rippen, Bauch, Leistenbeuge
- Schmerzen im Meridianbereich von vorderem Oberschenkel, vorderem Unterschenkel und Sprunggelenk

Die Milz-Pankreas-Meridianmassage

Drücken Sie 2 Igelbälle gleichzeitig von oben auf die großen Zehen, und kreisen Sie dort mit den Bällen. Massieren Sie nun mit beiden Igelbällen gleichzeitig von den großen Zehen aus die Innenseiten von Unter- und Oberschenkel entlang nach oben bis zum Schambein. Streichen Sie weiter nach oben, bis Sie jeweils ca. 3 Finger breit außen neben der Brustwarze die Bahn beenden. Wiederholen Sie die Massage des Milz-Pankreas-Meridians 3-mal.

Hier hilft der Igelball

Wenn Sie folgende Symptome im Verlauf des Milz-Pankreas-Meridians haben, ist neben einer klassischen Behandlung die Massage des Meridians als Ergänzung sinnvoll:

- Schmerzen am Großzehengrundgelenk
- Schmerzen an der Innenseite des Knies
- Schmerzen an der Innenseite des Oberschenkels bis zur Leistenbeuge und den Rippen seitlich im Meridianverlauf

Gönnen Sie sich auch einmal eine professionelle Fußreflexzonenmassage. Sie werden erstaunt sein, wie exakt sich der Zustand Ihres Körpers in Ihren Fußreflexzonen widerspiegelt.

Die Fußreflexzonenmassage

Die Fußreflexzonentherapie ist ebenso wie die Akupunktur ein wichtiger Bestandteil der traditionellen chinesischen Medizin. Schon vor 5000 Jahren wurden diese Techniken in China angewandt.

Die heute im Westen praktizierte Fußreflexzonenmassage geht auf die amerikanische Masseurin Eunice Ingham zurück, die diese Behandlungsform Mitte der 1930er Jahre entwickelte. Sie bezog sich dabei auf die Therapieansätze von Dr. William Fitzgerald, der sich bereits um die Jahrhundertwende mit der Druckbehandlung spezifischer Hautoberflächenpunkte befasste.

Die Reflexzonenmassage beruht auf der Erkenntnis, dass die inneren Organe des menschlichen Körpers jeweils mit einem exakt definierten Teil der Hautoberfläche in Verbindung stehen. Diese Hautareale nennt man Reflexzonen.

Aktivierung mit dem Igelball

Fußreflexzonen befinden sich auf Ihren Fußsohlen, auf den Fußinnen- und -außenseiten und auf Ihren Fußrücken. Stimuliert man nun einen solchen Bereich durch Druck, so wird dieser Impuls über das Nervensystem zum Gehirn transportiert. Dieses reagiert wiederum, indem es das entsprechende Organ »anfunkt«, das durch diese Aktivierung intensiver durchblutet wird.
Die bessere Durchblutung regt die Funktion des Organs an und bewirkt die Ausscheidung von Ablagerungen. Mit Ihrem Igelball können Sie Ihre Fußreflexzonen allgemein aktivieren.

Gehen Sie so oft wie möglich barfuß – über Wiesen, über Sand, über Steine. Dadurch aktivieren Sie ganz automatisch Ihre Fußreflexzonen.

Das Massageprogramm

Übung 1

Legen Sie Ihren Igelball unter Ihre Fußsohle (am besten barfuß), und rollen Sie mit dem Fuß über den Ball. Achten Sie darauf, dass Sie die ganze Fußsohle bis zu den Zehen und bis zur Ferse abrollen. Krallen Sie die Zehen um den Ball, und lösen Sie sie wieder. Führen Sie die Übung in gleicher Weise mit der anderen Seite durch.

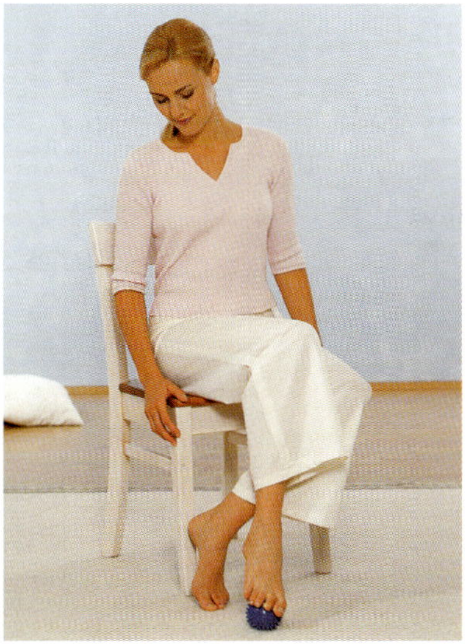

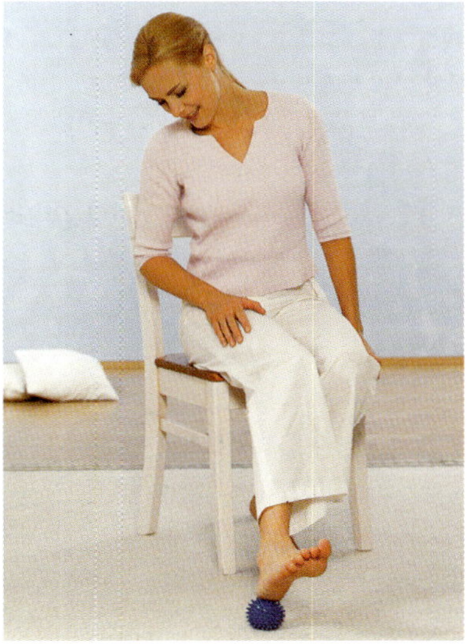

Für Übung 1 ist es wichtig, die gesamte Fußsohle von den Zehen bis zum Fersenende über den Igelball zu rollen. Für weitere Massagen finden Sie in der vorderen Umschlaginnenseite eine Übersicht zu den Fußreflexzonen und ihren korrespondierenden Organen.

Übung 2

Nehmen Sie Ihren Igelball, und rollen Sie Ihre Fußaußenseite, Innenseite und Fußrücken in kreisenden Bewegungen entlang. Kreisen Sie intensiv auf Ihren Zehenenden rund um die Nägel. Dort befinden sich Meridianenden. Durch eine Massage dieser Meridianenden wird der Energiefluss im Meridiansystem Ihres Körpers angeregt. So entsteht eine Harmonisierung des gesamten Energiesystems.

Übung 3

Stecken Sie sich in jeden Zehenzwischenraum einen Stein, so dass Ihre Zehen eine leichte Dehnung und Öffnung erfahren. Dies dehnt die Meridiane sanft und aktiviert die Fußreflexzonen an der Zeheninnenseite. Rollen Sie mit den Steinen zwischen den Zehen wieder wie bei Übung 1 mit den Fußsohlen über den Igelball.

Massieren Sie Ihre Handreflexzonen regelmäßig mit dem Igelball. Die hier vorgestellten Übungen sind leicht in den Alltag zu integrieren.

Erfrischend – das Igelballfußbad

Wie wäre es mit einem anregenden Igelballfußbad? Füllen Sie dazu 2 Plastikwannen mit Wasser. In die eine Wanne füllen Sie sehr warmes Wasser und einen Rosmarinbadezusatz (aus der Apotheke). In die andere Wanne füllen Sie eiskaltes Wasser. Legen Sie Ihre Igelbälle in die warme Wanne. Während des etwa 10-minütigen Fußbads rollen Sie zuerst Ihre Füße auf den Igelbällen hin und her.

Dann senken Sie Ihre Füße kurz in die Wanne mit kaltem, klarem Wasser. Danach tauchen Sie sie wieder in warmes Rosmarinwasser ein, um auf den Igelbällen weiterzurollen. Diesen Wechsel führen Sie einige Male durch. Sie werden die erfrischende Wirkung auf Ihre Füße und Ihren gesamten Körper nicht mehr missen wollen.

Die Handreflexzonenmassage

In den Handreflexzonen finden Sie – wie in den Fußreflexzonen – ebenfalls den gesamten Körper reflektorisch in exakt zugeordneten Hautzonen abgebildet. Diese Handreflexzonen können Sie mit dem Igelball mühelos stimulieren. Darüber hinaus finden Sie im Bereich der Finger die Ausgangs- und Endpunkte bestimmter Meridiane. Am kleinen Finger endet der Herzmeridian und beginnt der Dünndarmmeridian. Beachten Sie: Am Mittelfinger endet der Kreislauf-Sexus-Meridian. Am Ringfinger beginnt der Dreifache-Erwärmer-Meridian. Am Daumen endet der Lungenmeridian, und am Zeigefinger beginnt der Dickdarmmeridian.

Der Igelball hilft auch, wenn Sie oft unter kalten Händen leiden. Er lässt sich in jeder Manteltasche unterbringen und sorgt rasch für gut durchblutete Finger, wenn Sie ihn kräftig rollen und kneten.

Die Handmassage mit dem Igelball

- *Übung 1:* Legen Sie Ihren Igelball zwischen Ihre Handflächen, und rollen Sie Ihre Hand- und Fingerflächen intensiv ab.
- *Übung 2:* Drücken Sie den Igelball intensiv mit beiden Händen zusammen. Kneten Sie ihn mit Ihren Handflächen und Fingern.
- *Übung 3:* Legen Sie Ihre Handfläche auf den Tisch, und rollen Sie mit der anderen Hand in kreisenden Bewegungen den Igelball über den Handrücken und die Oberseite Ihrer Finger bis zu den Fingerspitzen. Führen Sie diese Massage danach noch einmal mit weit gespreizten Fingern der liegenden Hand durch. Wiederholen Sie die Massage mit der anderen Seite.

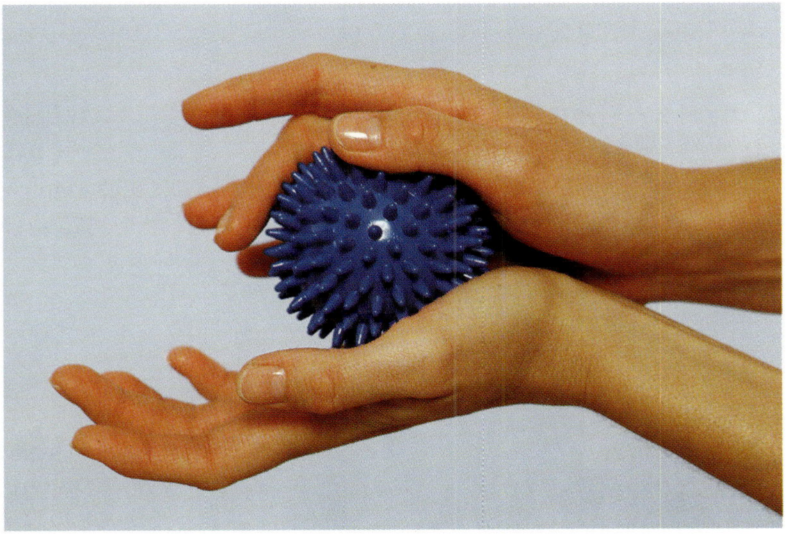

Mit einer Igelballmassage der Hände regen Sie die Handreflexzonen sowie die verschiedenen Meridianbereiche gleichzeitig an. Vor jeder Massage sollten Sie Ihre Hände kräftig ausschütteln.

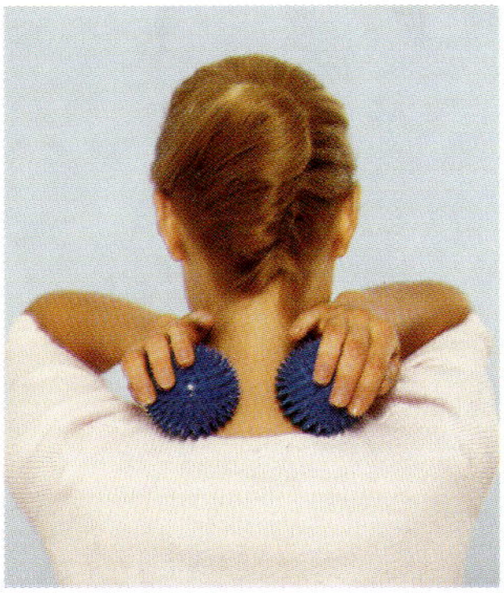

Schnell zu neuer Energie – dem Noppenball sei Dank!

Kompressionsstrümpfe müssen bis zu den Leisten hinauf reichen und ganz exakt passen. Lassen Sie sich in Ihrer Apotheke beraten. Schlecht sitzende Strümpfe bringen mehr Schaden als Nutzen!

Drei Workouts mit dem Igelball

Das Travel-Fit-Programm

Sie möchten trotz langer Reisen mit Flugzeug, Bahn, Bus oder Auto frisch und entspannt am Ziel ankommen? Die folgenden »Travel-Fit«-Übungskombinationen mit dem Igelball machen Spaß und sind äußerst effektiv. Sie sind ein hervorragender Ausgleich für das stundenlange Sitzen in Verkehrsmitteln auf meist unbequemen Sitzen. Die Durchblutung bleibt in Gang, und Muskelverspannungen von Schultern und Nacken wird vorgebeugt.

Die Travel-Fit-Muskelpumpe

Ziehen Sie Ihre Schuhe aus, und legen Sie unter jede Fußsohle einen Igelball. Platzieren Sie die Igelbälle jeweils im vorderen Bereich Ihrer Füße. Drücken Sie mit aller Kraft die Igelbälle mit Ihren Fußspitzen gegen den Boden. Entspannen Sie anschließend die Füße wieder, gerade so viel, dass Ihnen die Bälle nicht davonrollen. Wiederholen Sie diese Bewegung 50-mal.

Wirkung: Auf langen Reisen, z. B. bei Interkontinentalflügen, staut sich das Blut in den Beinvenen. Häufiges Umhergehen würde helfen, aber wer mag sich schon im vollbesetzten Flieger immer wieder durch den engen Laufgang drängeln? Diese Übung beugt Thrombosen durch Aktivierung der körpereigenen Muskelpumpe vor und mindert eine Schwellneigung der Beine.

Tipp Sollten Sie unter Thromboseneigung leiden, tragen Sie bei Fernreisen besonders mit dem Flugzeug in jedem Fall Antithrombose-Kompressionsstrümpfe. Führen Sie die genannte Übung mit Ihren Strümpfen ganz genauso durch.

Travel-Fit-Fußreflexzonenaktivierung

Wie bei der Muskelpumpenübung liegen die Igelbälle unter Ihren Fußsohlen. Rollen Sie mit den Fußsohlen intensiv über den Ball. Krallen Sie die Zehen ein, drücken Sie jeweils den Mittelpunkt Ihrer Fußsohle mit voller Kraft gegen den Igelball.
Wirkung: Mit dieser Übung aktivieren Sie Ihre Fußreflexzonen und unterstützen damit indirekt Ihren gesamten Körper. Der Maximaldruck auf die Mittelpunkte Ihrer Fußsohlen stimuliert Ihre »Niere-1-Punkte« der Nierenmeridiane. Dadurch regen Sie die Tätigkeit Ihrer Nieren reflektorisch an.

Achten Sie bei Fernreisen auf ausreichende Flüssigkeitszufuhr. Trinken Sie viel kohlensäurefreies Mineralwasser. Dadurch bleibt Ihr Blut flüssig, und Sie vermindern die Thrombosegefahr.

Travel-Fit-Nackenmassage

Legen Sie 1 oder 2 Igelbälle hinter den Kopf in Ihren Hals-Nacken-Bereich und klemmen ihn zwischen Hals und Kopfstütze (in Flugzeug, Bahn oder Bus) ein. Massieren Sie Ihren Hals- und Nackenbereich. Besonders wirkungsvoll ist dies im Bereich zwischen Schädelbasis und Halsbeginn. Bewegen Sie sich selbst sanft gegen den Igelball.
Wirkung: Diese Übung entspannt und durchblutet Ihre hinteren Halsmuskeln und Ihren Nackenbereich. Sie regt darüber hinaus durch die Massage des dort liegenden Blasenmeridians Ausscheidung und Entwässerung an.

Travel-Fit-Rückenmassage

Wie bei der vorherigen Übung klemmen Sie sich nun den Igelball in verschiedenen Höhen zwischen Ihrem Rücken und der Rückenlehne Ihres Sitzes ein. Spüren Sie Ihre verspannten Muskelareale, und platzieren Sie exakt dort Ihren Ball. Rollen und bewegen Sie Ihren Körper wie beschrieben gegen den Ball.
Wirkung: Diese Übung entspannt und durchblutet Ihre angespannte Rückenmuskulatur. Darüber hinaus regt sie durch automatische Aktivierung der Bindegewebezonen am Rücken Ihren gesamten Körper an und bewirkt dadurch ein sofortiges Gefühl der Entspannung.

Progressive Muskelrelaxation mit Hilfe zweier Igelbälle entspannt sowohl Körper als auch Psyche intensiv. Danach sollten Sie sich nach Möglichkeit genügend Zeit zum Ausruhen gönnen.

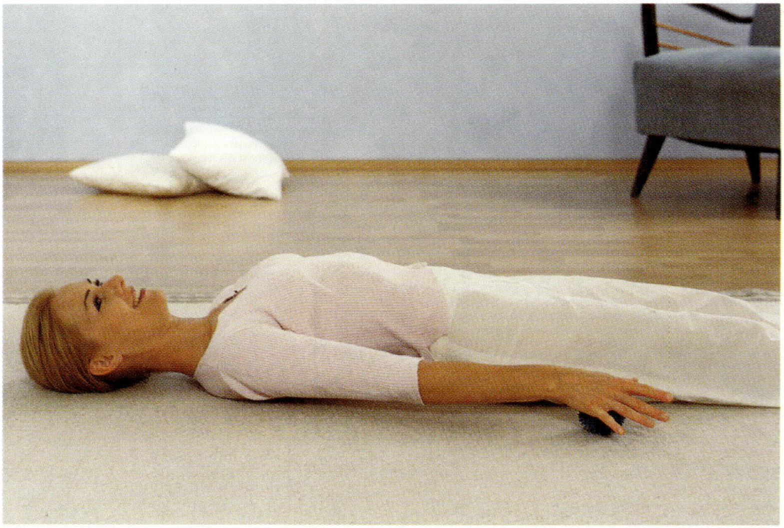

Im Handel gibt es verschiedene Aromaduschbäder mit entspannenden oder anregenden Düften. Sie können aber auch einem duftneutralen Duschgel einige Tropfen Ihres bevorzugten ätherischen Öls zusetzen.

Blitzentspannung durch Stressbuster

Sie haben einen anstrengenden Tag hinter sich und möchten schnell Stress und Anspannung vertreiben? Mit der folgenden Übungskombination wird Ihnen dies gelingen. Setzen Sie diese Übungen ein, wenn Sie danach sanft in den Schlaf hinübergleiten möchten. (Ideal, wenn Sie von Einschlafstörungen geplagt werden.) Sie können die Übungsfolge auch durchführen, wenn Sie sich innerhalb kurzer Zeit tief entspannen und danach wieder Ihrem Privatleben oder anderen Aktivitäten widmen wollen.

Die Stressbuster-Relaxdusche

Gönnen Sie sich eine warme Dusche. Nehmen Sie dazu ein entspannendes Duschbad (ideal mit Lavendel oder Melisse). Schließen Sie beim Duschen die Augen, und stellen Sie sich vor, wie Anspannungs- und Stresspartikel aus Ihrem Körper austreten und mit dem warmen, fließenden Wasser abgespült werden. Hüllen Sie sich nach der Dusche in einen warmen Bademantel.

Das Stressbuster-Relaxfußbad

Geben Sie in ein warmes Fußbad einige Tropfen ätherisches Lavendelöl. Ihren Igelball legen Sie ins Fußbad. Rollen Sie sanft mit beiden Fußsohlen über den Igelball. Bewegen Sie Ihre Zehen. Auf diese Weise entspannen Sie Ihre kleinen Fußmuskeln und regen sanft Ihre Fußreflexzonen an.

Die progressive Muskelrelaxation

Die progressive Muskelrelaxation ist eine bewährte Entspannungsmethode nach starker geistiger Konzentration, wenn das innere Abschalten schwer fällt. Andere Methoden, wie z. B. das autogene Training, versagen dann oft, weil Anspannung und Ungeduld zu groß sind und der Gedankenfluss nicht zu stoppen ist. Die progressive Muskelrelaxation basiert auf der Erkenntnis, dass der Körper eine kräftige Muskelanspannung reflektorisch mit Entspannung der betreffenden Muskelpartie beantwortet und sich dieser Effekt auch auf die Psyche überträgt – wie z. B. nach sportlicher Betätigung.
Bevor Sie diese Entspannungsübung durchführen, stellen Sie sich bitte – wenn Sie danach noch etwas vorhaben – den Wecker. In einen warmen Bademantel gehüllt und mit warmen Socken ausgerüstet, begeben Sie sich in Rückenlage. Decken Sie sich zu, und nehmen Sie in jede Hand einen Igelball.

Die progressive Muskelrelaxation wurde bereits in den 1930er Jahren von dem Amerikaner Jacobson entwickelt. Sie wird u. a. eingesetzt, um Bluthochdruck und Schlafstörungen zu behandeln.

Wechsel zwischen An- und Entspannung

▶ Drücken Sie beide Igelbälle mit den Handflächen intensiv zusammen. Entspannen Sie die Hände dann wieder. Wiederholen Sie Druck (ca. 5 Sekunden) und Entspannung (ca. 20 Sekunden). Achten Sie darauf, auch in der Anspannungsphase bewusst weiterzuatmen.

▶ Ihre Arme liegen neben dem Körper. Drücken Sie nun die Handflächen Ihrer gestreckten Arme mit voller Kraft nach unten gegen die Igelbälle. Stellen Sie sich vor, Sie wollten die Igelbälle in den Boden hineindrücken. Entspannen Sie die Arme wieder. Wiederholen Sie Druck (ca. 5 Sekunden) und Entspannung (ca. 20 Sekunden).

▶ Drücken Sie beide Fersen Ihrer gestreckten Beine mit voller Kraft nach unten in den Boden. Stellen Sie sich vor, Sie wollten mit Ihren Fersen ein Loch in den Boden bohren. Entspannen Sie die Beine wieder. Wiederholen Sie dann Druck (ca. 5 Sekunden) und Entspannung (ca. 20 Sekunden).

▶ Drücken Sie nun Hinterkopf und Schultern intensiv in den Boden. Dabei ziehen Sie Ihr Kinn Richtung Brust, so dass sich Ihr Nacken dehnt. Halten Sie den Druck 5 Sekunden, entspannen Sie dann alle Muskeln für ca. 20 Sekunden, wiederholen Sie Druck und Entspannung.

Alle Anspannung abschütteln

Spüren Sie Ihren gesamten Körper entspannt auf der Unterlage liegen, und fühlen Sie Ihren Atem. Stellen Sie sich vor, Sie liegen warm eingehüllt unter einem tiefblauen, sternenübersäten Nachthimmel. Atmen Sie nun mit jedem Einatmen in Ihrer Vorstellung das Tiefblau des Himmels und das silbrige Mond- und Sternenlicht ein, mit jedem Ausatmen alles Alte, Verbrauchte aus. Genießen Sie dieses Bild.

Zum Abschluss beginnen Sie, sich langsam und genüsslich zu räkeln und zu strecken, und kommen Sie geistig wieder zurück in den Raum. Öffnen Sie Ihre Augen.

Durch intensives Atmen entgiften Sie Ihren Körper und schleusen frischen Sauerstoff in Ihr Blut. Üben Sie, wenn möglich, bei offenem Fenster.

Neue Energie mit Quick-Fit

Solche Situationen kennt jeder: Man hat beispielsweise einen Präsentations- oder Messetag hinter sich und ein Abendessen mit wichtigem Geschäftstermin vor sich. Oder man hat eine lange Anreise und anstrengende Tagesordnung bewältigt, und dann folgt auch noch der »gesellschaftliche Teil« in festlichem Rahmen am Abend. Oder man ist fußlahm und von Eindrücken übersättigt nach Besichtigungstouren in einer fremden Stadt – aber das tolle Abendessen oder den Theaterbesuch will man sich auch nicht entgehen lassen.

Sie haben z. B. im Hotel nur ganz kurz Zeit, um wieder durchzustarten und neue Energie zu sammeln? Die Lösung: das Quick-Fit-Programm in 20 Minuten!

Die Quick-Fit-Dusche

Nehmen Sie Ihren Igelball mit unter die Dusche. Wählen Sie zum Duschen ein ätherisches Duschgel. Sehr gut eignet sich ein Zitrusduft zu diesem Zweck. Duschen Sie sich warm, und schäumen Sie sich ein. Stellen Sie die Dusche ab, und massieren Sie nun mit Ihrem Igelball intensiv Ihre Meridiane. Durch den Duschschaum gleitet der Igelball mühelos auf der Haut. Massieren Sie kräftig mit dem Igelball:

- ▶ 3-mal die rechte und linke Außenseite der Beine von den Hüften abwärts nach unten (bis zum Ende der kleinen Zehen)
- ▶ 3-mal die rechte und linke Innenseite der Beine von unten (von den Füßen bis zur Leistenbeuge) nach oben
- ▶ 10-mal in immer größer werdenden Kreisen rund um den Nabel
- ▶ 3-mal die rechte und linke Arminnenseite von den Achseln bis zu den Fingerspitzen
- ▶ 3-mal die rechte und linke Armaußenseite von den Fingerspitzen bis zu den Schultern

Klopfen Sie mit dem Igelball kräftig Ihr Dekolletee ab. Spülen Sie nun Ihr Duschbad warm ab. Lassen Sie zum Abschluss eiskaltes Wasser über Ihren gesamten Körper (auch Ihr Gesicht) laufen.

Anregende Zitrusdüfte sind: Orangenblüte, Lemongras, Zitrone, Limone, Grapefruit und Mandarine. Blumig edel ist Neroliöl (Orangenblütenöl) oder herb-erfrischend Petit-Grain-Öl, das aus den Blättern von Zitrusfrüchten gewonnen wird.

Beim Anziehen – Quick-Fit-Füße

Rollen Sie mit schnellen Bewegungen und intensivem Druck mit Ihren Fußsohlen über den Igelball. Während Sie sich ankleiden, legen Sie flotte Musik auf, oder benutzen Sie Ihren Walkman.

Die Quick-Fit-Sonnenaufgangsübung

Hüllen Sie sich nach der Dusche in Ihren Bademantel. Träufeln Sie auf Ihren Igelball eine Mischung aus fettem Pflanzenöl mit reinem ätherischen Öl. Wählen Sie zwischen Zitronenöl, Lemongrasöl oder Orangenöl. Stehen Sie aufrecht, mit geradem Rücken.
Drücken Sie den Ball in Höhe Ihres Halses mit beiden Handflächen intensiv für 5 Sekunden zusammen. Atmen Sie den Duft Ihres erfrischenden ätherischen Öls ein.

Mit dieser Übung können Sie nicht nur Körper und Seele nach einem anstrengenden Tag erfrischen: Starten Sie mit der Quick-Fit-Sonnenaufgangsübung dynamisch in den Tag!

Das Morgenlicht einatmen …

Beim Einatmen strecken Sie Ihren Ball mit beiden Armen nach oben über den Kopf, beim Ausatmen senken Sie ihn mit beiden Armen nach unten bis zur Beckenhöhe ab. Bei jedem Einatmen stellen Sie sich vor, Sie atmen das helle Licht einer vor Ihnen aufgehenden Morgensonne in Ihren Körper ein. Beim Ausatmen geben Sie in Ihrer Vorstellung alles Alte, Verbrauchte aus Ihrem Körper ab. Wiederholen Sie diese Übung 3-mal.

… und selbst wieder strahlen

Stehen Sie nun aufrecht, mit gegrätschten Beinen. Ihren Igelball halten Sie in der linken Hand. Führen Sie ihn mit dem gestreckten Arm halbkreisförmig nach oben bis über Ihren Kopf. Gleichzeitig führen Sie Ihren gestreckten rechten Arm ebenfalls über den Kopf. Beide Hände treffen sich dort. Bei dieser Bewegung atmen Sie ein. Ihre rechte Hand übernimmt den Igelball, und beide gestreckten Arme wandern beim Ausatmen nach unten. Führen Sie diese Übung 4-mal mit geschlossenen Augen aus, und stellen Sie sich diesmal vor, Sie selbst seien die leuchtende, vitale Morgensonne. Zum Abschluss halten Sie den Igelball noch einmal vor die Nase und atmen den Duft ein.

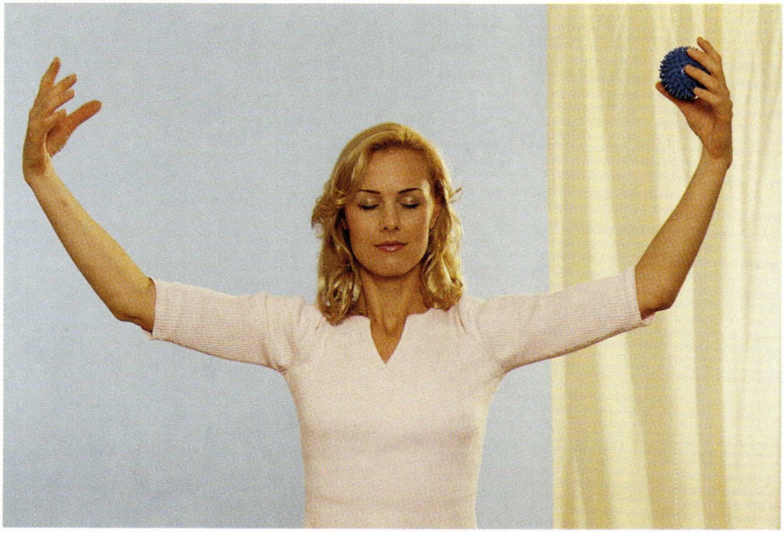

Das kontrollierte und sehr bewusste Atmen ist bei der Sonnenaufgangsübung besonders wichtig. Unterstützt wird es durch ein Duftöl Ihrer Wahl, das neue Energien fließen lässt.

Über die Autorin

Anja Senser arbeitet seit vielen Jahren als Krankengymnastin in eigener Praxis. Ihre Arbeitsweise ist ganzheitlich orientiert und umfasst neben Aura Soma auch Atemtherapie, Akupressur sowie klassische Massage und Fußreflexzonenmassage.

Hinweis

Das vorliegende Buch ist sorgfältig erarbeitet worden. Dennoch erfolgen alle Angaben ohne Gewähr. Weder Autorin noch Verlag können für eventuelle Nachteile oder Schäden, die aus den im Buch gemachten praktischen Hinweisen resultieren, eine Haftung übernehmen.

Bildnachweis

Alle Bilder stammen von Michael Nagy, München, mit Ausnahme von: ghettyone Stone, München: 10 (Nick Vedros, Vedros & Associatess), Titel/Einklinker links (Chris Craymer); Premium, Düsseldorf: 3 (M. Carr/Images Colour); Südwest Verlag, München: Titel/Einklinker rechts, U4 (Siegfried Sperl), Klappen (Roger Rausch), 6 (Bettina Kammerer)

Literatur

Otto, Gabriele: Fußreflexzonenmassage. Südwest Verlag. 2. Auflage, München 2000

Platzer, Werner: Taschenatlas der Anatomie. Georg Thieme Verlag. Stuttgart 1986

Röcker, Anna Elisabeth: Atlas des ganzheitlichen Heilens. Ludwig Verlag. München 1998

Senser, Anja: Gesund und fit mit dem Gymnastikball. Südwest Verlag. München 1999

Spurzem, Wolfgang: Fußreflexzonenmassage. Die einfache Selbstbehandlung. Südwest Verlag. 6. Auflage, München 1998

Leser- und Lieferservice

Galerie fit & gesund, Mittelweg 19, 20148 Hamburg,
Tel./Fax 0 40/4 10 65 19, www.fit-u-gesund.de

Impressum

2. Auflage 2001

Redaktion: Dr. Marion Onodi, Axel Bahro

Projektleitung: Nicola von Otto

Redaktionsleitung und medizinische Fachberatung: Dr. med. Christiane Lentz

Bildredaktion: Tanja Nerger

Produktion: Manfred Metzger (Leitung), Annette Aatz

Umschlag: Lohmüller Werbeagentur, Berlin, Reinhard Soll

Layout: Wolfgang Lehner

DTP/Satz: Veronika Moga

Illustrationen: Roger Kausch (vordere und hintere Umschlaginnenseite), Bettina Kammerer

Druck: Weber Offset, München

Bindung: R. Oldenbourg, München

Printed in Germany

Gedruckt auf chlor- und säurearmem Papier

Buch
ISBN 3-517-06245-6

Buch & Igelball
ISBN 3-517-06244-8

Register